# Irrweg Cannabispolitik
## Das Verbot von Cannabis ist ein "kollektiver Irrweg"

Der Autor vertritt die These, dass der Konsum von Cannabis keinen ernsthaften Schaden nach sich zieht - weder körperlich noch seelisch, weder akut noch chronisch. Das Cannabis-Verbot könne daher nicht durch medizinische Argumente gestützt werden.

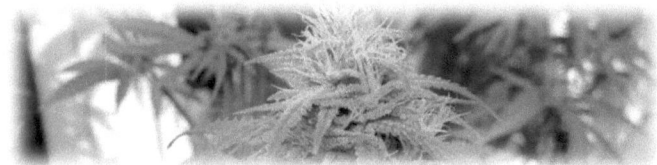

**Heinz Duthel**

**ISBN 9783839164426**

Herstellung und Verlag:
BoD - Books on Demand, Norderstedt

Cannabis auf Rezept - wo, wie, warum?

Krebsforschung: Es gibt Fallberichte, in denen es heißt, dass Patienten offenbar geheilt wurden.
Schwerkranker MS-Patient darf nach Urteil selbst Cannabis anbauen
Eine Alternative zur Therapie mit Cannabis gibt es aus Sicht seiner Ärzte nicht.
Vergangenen Sommer haben sich 90 Prozent der Deutschen in einer Umfrage für einen leichteren Zugang zu Cannabis für Patienten ausgesprochen, doch noch gibt es in diesem Punkt wenig Bewegung in der Politik.

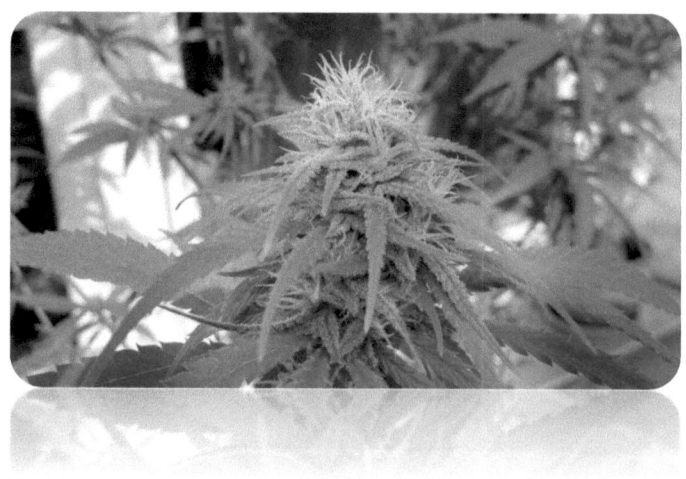

Wie wird Cannabis in anderen Ländern medizinisch genutzt?

"Es gibt Vorreiter", sagt Grotenhermen von der AG Cannabis als Medizin: Kanada, Niederlande, Israel, Spanien, Portugal, Jamaika, Chile, Uruguay und Kolumbien. Dort sei Cannabis verfügbar oder es gebe Absichtserklärungen wie in Deutschland, Cannabis für Patienten leichter zugänglich zu machen. In Israel etwa bekommen inzwischen 25.000 Menschen Cannabis, man erwartet sogar 100.000 - bei etwa acht Millionen Einwohnern. Mit der geplanten Gesetzesänderung werde sich Deutschland in die Reihe der Länder einordnen, in denen Cannabis für Betroffene am Besten zu erhalten sei, so Grotenhermen.

Doppelmoral oder Schikane?

Es wird ohne großes Problem bei entsprechender Indikation Morphium verschrieben und auch von allen Kassen bezahlt. Wo also ist das Problem mit Cannabis das vielen Menschen helfen könnte?
Man kann durchaus diskutieren ob der Eigenanbau erlaubt sein sollte oder nicht. Aber doch nicht über die Verschreibungsfähigkeit oder die Zahlung durch Krankenkassen. Ist den Gegnern eigentlich klar daß in so gut wie jedem Hustensaft Opiate sind? Und da gehören ganz sicher keine hinein. Menschen, denen nichts weiter hilft als Morphium oder Cannabis, gehen sehr verantwortungsbewußt damit um und nehmen dieses nicht um sich zu berauschen sondern z.B. Schmerzen zu lindern die sonst nicht auszuhalten wären. Es ist also an der Zeit daß Cannabis als Medikament genau so behandelt wird wie Morphium.

Es wird Zeit, dass sich bei dem Thema etwas tut.
Die Wirkstoffe des Hanfs werden seit Jahrtausenden von Menschen verwendet. Sie haben ein hohes medizinisches Potential und in großen Mengen angebaut/weiterverarbeitet wären die Wirkstoffe günstiger als viele andere, die sie ersetzen oder ergänzen können.

Zu den Widerständen:
- Opioide, Amphetamine, Benzodiazepine sind viel gefährlichere Drogen und werden massenhaft medizinisch verwendet.
- schlechte Datenlage: Da muss der Staat die nötigen Studien in Auftrag geben. Die Pharma-Industrie hat keinerlei Interesse an diesen Wirkstoffen, weil man damit kein Geld verdienen kann.

## Cannabis auf Rezept

Eine mir sinnvoll erscheinende medizinische Anwendung von Cannabis sehe ich insbesondere auch am Lebensende. In der Sterbebegleitung wirkt es m. E. besser gegen Angst- und Unruhezustände als die üblichen Psychopharmaka (Tranquillizer - Neuroleptica - Antidepressiva). Es ist nebenwirkungsärmer insbesondere in Bezug auf die beim alten Menschen oft bestehende polypragmatische medikamentöse Basistherapie (acht bis zehn Phamaka sind keine Seltenheit, da noch Psychopharmaka drauf gibt dem Patienten oft den Rest, er isst und trinkt nicht mehr und verwirrt zunehmend).
Auch bei fortgeschrittener Altersdemenz sollte in Pflegeheimen ein Behandlungsversuch mit Cannabis gewagt werden dürfen.

Cannabis zu Hause anbauen, das geht jetzt in Deutschland ganz legal - zumindest für schwer kranke Schmerzpatienten. Das Bundesverwaltungsgericht erlaubte dies erstmals einem Mann.

Meines Wissens der beste Zeitungsartikel zu dieser Verhandlung und diesem Urteil. Gratulation dem Patienten und seiner Lebensgefährtin.
Ja, die Richterin hatte die Verhandlung souverän geführt und immer wieder zu der entscheidenden Frage gebracht: Nennen Sie Alternativen zu seinen Möglichkeiten, die Damen und Herren von der Bundesopiumstelle! Am Anfang wurden noch irgendwelche wortreiche Konstrukte aufgebaut, die von ihr aber alle weggewischt wurden, am Ende blieb NICHTs. Ein klares Urteil wurde daraus gefällt. Das Schlimme ist: Das endgültig festzustellen, dauerte 16 lange Jahre.

Das Gute ist, Das ist jetzt Recht. Darauf können sich mindestens 3 weitere Patienten berufen, die schon in Köln gewonnen hatten, aber bei denen die BfArM im Moment noch ihr Veto eingelegt hat, das damit aber jetzt weggewischt wurde. Aber auch für alle weiteren (ca. 600) Cannabis-Blüten-Erlaubnisträger, die ihre Medizin selber nicht bezahlen können, sollte das Urteil zutreffend sein.

Auch der "Handlungsbedarf" der Regierung kam nur dadurch zustande, weil sie, wie jetzt aber schon erteilt, den Eigenanbau unter allen Umständen verhindern wollte. Trotzdem ist ein Gesetz immer noch dringend notwendig. Grotenhermen: "Es gibt keine andere Substanz, die ein so breites Anwendungsspektrum hat wie THC"- besser noch "wie Cannabis" mit all den wandelbaren Konzentrationsverhältnissen der Cannabinoide, außer THC, vor allem CBD, CBG, CBDv und weitere ca. 70. Auch der Chef von Bionorica (Sinupret), Prof. Popp, ist in gleicher Weise von dieser Pflanze und ihren Wirkstoffen fasziniert und möchte Produkte davon so schnell wie möglich als Arzenei herausbringen - zu sehen in ORF Am Schauplatz vom Juni letzten Jahres.

Beim Cannabis-Anbau für die Therapie von Patienten geht es vor dem Bundesverwaltungsgericht in Leipzig immer wieder um dieselbe Frage: Welche Alternative hat der klagende schwerkranke Patient mit Schmerzen? Vor ihrem Urteil richtete sich die Vorsitzende Richterin Renate Philipp damit direkt an die beklagten Vertreter des Bundesinstituts für Arzneimittel und Medizinprodukte (BfArM). Als Antwort erhielt sie nur Schweigen.

Cannabis-Anbau zur Schmerztherapie: Bundesverwaltungsgericht fällt Urteil

Die Bundesrichter in Leipzig entschieden, dass schwerkranke Patienten Cannabis zur Therapie anbauen dürfen. Das Entscheidende für den Anbau: Die Alternativlosigkeit. Der Kläger ist chronisch an Multipler Sklerose (MS) erkrankt, kämpft mit spastischen Lähmungen und depressiven Störungen. Kein anderes Medikament hilft ihm in gleicher Weise wie Cannabis. Er ist zuverlässig, hat jahrelange Erfahrungen im Umgang mit der Droge, ist als Erwerbsunfähiger finanziell eingeschränkt. Es sei bei diesem Kläger nicht gerechtfertigt, ihm die Möglichkeit der Selbsthilfe zu versagen, erklärt Philipp.

Derzeit haben in Deutschland nach Angaben des BfArM 635 Patienten eine Ausnahmegenehmigung, Cannabis zur Eigentherapie erwerben zu dürfen. Das sollen sie in der Apotheke tun, wo ein Gramm Medizinalhanf mindestens 15 Euro kostet. Der Knackpunkt: Viele der Schwerkranken können sich das schlicht nicht leisten. Das war auch das Problem des MS-Patienten aus Mannheim, weswegen er die Pflanzen zu Hause anbaute. Nach geltender Rechtslage ist das illegal. Die von ihm gewünschte Sondererlaubnis lehnte das BfArM 2007 ab. Seitdem klagte er sich durch die Instanzen.
Auch andere Schmerzpatienten könnten vom Cannabis-Urteil profitieren

«Er braucht pro Tag drei bis vier Gramm», berichtet seine Lebensgefährtin Gabriele Gebhardt in Leipzig. 24 Pflanzen kultiviere das Paar zu Hause. Sie kämen damit auf Kosten von einem Euro pro Gramm. Um die Gärtnerei zu Hause gehe es ihnen nicht, sie würden sich das Cannabis auch liebend gern aus der Apotheke holen. «Wenn wir das Geld hätten. Haben wir aber nicht», sagt Gebhardt. Die gesetzlichen Krankenkassen übernehmen bislang die Kosten nicht. Cannabis ist ein Betäubungsmittel - und kein verschreibungsfähiges Medikament.

Der Mannheimer ist Patient des Arztes Franjo Grotenhermen, der zugleich Vorsitzender der Arbeitsgemeinschaft Cannabis als Medizin (ACM) ist. Es gebe fünf große Anwendungsbereiche, bei denen Cannabis mit seinem Wirkstoff THC helfen könne, sagt Grotenhermen: Schmerz, neurologische Erkrankungen wie zum Beispiel Tourette, psychische Erkrankungen wie Depressionen, Übelkeit und Erbrechen bei Aids oder Krebs, chronisch-entzündliche Leiden wie Rheuma oder Morbus Crohn. «Es gibt keine andere Substanz, die ein so breites Anwendungsspektrum hat wie THC», erklärt der Mediziner.

Hilft Cannabis zur Therapie von Schmerzpatienten?

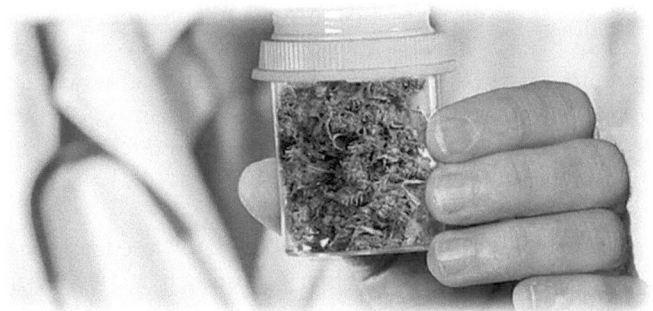

Die große Bandbreite ist zugleich das große Problem von Cannabis. Es fehlen wissenschaftliche Studien, um die Wirksamkeit bei den einzelnen Indikationen zu belegen. Alles zu erforschen, würde Jahrzehnte dauern. Grotenhermen vertraut bei seiner Lobbyarbeit für Cannabis als Medikament fest auf die Erfahrung seiner Patienten. «Die Patienten sind weiter als wir Ärzte.»

Dass es einen gewissen Handlungsbedarf gibt, hat inzwischen auch das Bundesgesundheitsministerium erkannt. Es hat im Januar einen Gesetzentwurf vorgelegt, der chronisch Kranken den Zugang zu Cannabis aus der Apotheke erleichtern soll - natürlich in «eng begrenzten Ausnahmefällen», wie es im Entwurf heißt. Er regelt auch die Kostenübernahme durch die Krankenkassen. Bis das Gesetz in Kraft tritt, wird noch einige Zeit vergehen. Bis dahin wird der Mannheimer MS-Patient sein Cannabis weiter zu Hause anbauen - ab jetzt legal

Cannabis als Medizin

Dass die Droge Hanf so manche Anwendung in der Medizin hat, haben die meisten schon irgendwo gerüchteweise gehört. Wie sieht die Situation aber wirklich aus? Ist Hanf tatsächlich eine Wundermedizin gegen alles? Oder sind das nur Propagandamärchen von Legalisierungsbefürwortern?

Die ersten schriftlichen Angaben zur medizinischen Nutzung von Cannabis gehen vermutlich auf ein zirka 4'700 Jahre altes chinesisches Lehrbuch über Botanik und Heilkunst zurück. Ab dem 16. Jahrhundert fand Cannabis Eingang in die Kräuterbücher. Cannabis wurde seit dem ersten Kreuzzug in die Volksmedizin eingeführt und figurierte in vielen Klostermedizinen. Anwendungsbereiche waren rheumatische und bronchiale Erkrankungen, auch wurde Cannabis allgemein als Opiumersatz verschrieben. Im 19. Jahrhundert wurde es ausserdem gegen Migräne, Neuralgie, Epilepsie-ähnliche Krämpfe, Schlafstörungen und anderes eingesetzt. Marihuana war, bis es im Jahre 1898 von Aspirin konkurrenziert und schliesslich als Heilmittel durch eine breite Palette von neuen, synthetischen Arzneimitteln abgelöst wurde, in Amerika das am häufigsten benutzte Schmerzmittel. Zwischen 1842 und 1900 machten Cannabispräparate dort die Hälfte aller verkauften Medikamente aus (Herer 1993). In Europa und damit grösstenteils auch in der Schweiz waren zwischen 1850 und 1950 über 100 verschiedene Cannabismedikamente erhältlich (Fankhauser 1996). Wegen Dosierungsschwierigkeiten, paradoxe Wirkungen und der

Entwicklung synthetischer Medikamente nahmen die Verschreibungen im 20. Jahrhundert ab, bis Cannabis ca. Mitte des 20. Jahrhunderts fast weltweit komplett verboten wurde. Heute ist die medizinische Anwendung von Cannabis in vielen Ländern (sogar einigen Bundesstaaten der USA) wieder erlaubt. In Österreich aber ist es immer noch praktisch unmöglich legal an Cannabis als Medikament heranzukommen!

Die Wahrheit liegt so wie immer in der Mitte. Ein Allheilmittel ist Cannabis natürlich nicht, es gibt heute aber sehr viele Anwendungsbereiche, wo Cannabis eine effektive und nebenwirkungsarme Medizin darstellt:

Der größte Vorteil von Cannabis als Medikament ist seine ungewöhnliche Sicherheit. Das Verhältnis von tödlicher zu wirksamer Dosis beträgt nach Schätzungen anhand von Tierversuchsdaten bei oraler Aufnahme 20.000 zu 1, mindestens jedoch 1.000 zu 1. Es gibt keinen zuverlässigen Hinweis für den Tod eines Menschen durch Marihuana-Konsum. Cannabis hat den Vorteil, keine physiologischen Funktionen zu stören oder Organe zu schädigen, wenn es in therapeutischer Dosierung eingenommen wird." (Dr. med. Franjo Grotenhermen, Hanf als Medizin)

## Anwendungsbereiche

### Appetitlosigkeit und Abmagerung

Aids-Patienten verlieren wegen Appetitlosigkeit und Unwohlsein oft in kurzer Zeit stark an Gewicht. Patienten berichten, daß sie nach Cannabiseinnahme zum ersten mal wieder richtig Appetit verspüren. Ein appetitanregender Effekt bei Aids und Krebs wird bereits bei Tagesdosen von 5 mg THC beobachtet. Die Dosierung kann bei Bedarf bis auf täglich 20 Milligramm gesteigert werden. In einer Studie mit Magersüchtigen brachte THC keinen Erfolg. Jüngst wurde über eine positive Beeinflussung des Gewichts bei Patienten mit Morbus Alzheimer, die die Nahrungsaufnahme verweigerten, berichtet (Volicer 1997). Überraschenderweise nahm unter THC im Vergleich zum Plazebo auch das verwirrte Verhalten ab. Erfahrungsbericht // Erfahrungsbericht (Krebs)

### Schmerzen

Es liegen nur wenige Studien vor. THC erwies sich in einer oralen Dosis von 15 bzw. 20 mg als gut wirksam bei Schmerzen von Krebspatienten. Es traten jedoch bei einem Teil der Patienten nicht tolerierte Nebenwirkungen auf. Cannabisprodukte können offenbar die Wirkung von Opiaten potenzieren (Welch 1992), so daß sich eine kombinierte Gabe bei starken Schmerzen als sinnvoll erweisen könnte, weil die Wirkung von potenteren, aber problematischen Opiaten massiv verstärkt wird, so daß von diesen Mitteln kleinere Dosen verwendet werden können.

Weitere Indikationen sind Migräne und andere Kopfschmerzformen, degenerative Erkrankungen des Bewegungsapparates, Phantomschmerzen, alle

Schmerzerkrankungen, bei denen eine Entspannung der glatten oder quergestreiften Muskulatur günstig wirkt, wie schmerzhafte Spasmen, schmerzhafte Menstruation, Colitis ulcerosa etc. Erfahrungsbericht

Übelkeit und Erbrechen

Cannabis ist ein Anti-Emetikum (Mittel gegen Übelkeit und Erbrechen). THC, der Hauptwirkstoff von Cannabis, ist in den USA bereits 1985 als Anti-Emetikum von der Food and Drug Administration (FDA) zugelassen worden.

Sicher ist THC heute nicht das einzige oder das generell wirksamste Anti-Emetikum, aber es hilft in Einzelfällen auch dann noch wenn andere Anti-Emetika versagt haben, oder wo die Nebenwirkungen anderer Anti-Emetika nicht tolerierbar sind.

Der IOM-Bericht schrieb dazu im Jahr 1999: "Until the development of rapid onset antiemetic drug delivery systems, there will likely remain a subpopulation of patients for whom standard antiemetic therapy is ineffective and who suffer from debilitating emesis. It is possible that the harmful effects of smoking marijuana for a limited period of time might be outweighed by the antiemetic benefits of marijuana, at least for patients for whom standard antiemetic therapy is ineffective and who suffer debilitating emesis. Such patients should be evaluated on a case-by-case basis and treated under close medical supervision." Siehe "Marijuana and Medicine: Assessing the Science Base", Seite 154

Cannabisprodukte haben in der Behandlung der Nebenwirkungen der Krebschemotherapie erheblich an

Bedeutung verloren. Sie werden jedoch in der Selbsttherapie gern bei anderen Ursachen von Übelkeit eingesetzt, vor allem bei AIDS und Hepatitis C.

Glaukom
Örtliche Anwendung von THC vermindert den Augeninnendruck bei gesunden Personen und bei Glaukompatienten ohne Nebenwirkungen auf Blutdruck und Stimmung. Der Wirkungsmechanismus ist nicht bekannt. Die Wirkung hält 4 bis 6 Stunden an.

Spastik
In einigen kleinen Studien wurde eine gute Beeinflussung der Spastik im Rahmen der Multiplen Sklerose oder Querschnittserkrankungen durch THC und Marihuana beobachtet. Die Ansprechbarkeit ist individuell sehr variabel. Weitere günstig beeinflußte Symptome umfaßten Schmerzzustände, Missempfindungen, Zittern und Koordinationsstörungen der Muskulatur. In Umfragen wurde wiederholt auch von einer verbesserten Kontrolle der Blasen- und Mastdarmfunktion berichtet. Die Dosierungen bewegen sich in einer Größenordnung von täglich 5 bis 30 mg THC. Mehr dazu hier (Multiple Sklerose) // Erfahrungsbericht (Spastik) // Erfahrungsbericht (MS)

Epilepsie
Nach Erfahrungsberichten ist Cannabis für einige Patienten mit generalisierter Epilepsie ein Mittel, um eine sonst nicht kontrollierbare Anfallserkrankung zu kontrollieren. Cannabis zeigt jedoch gelegentlich auch anfallsauslösende Effekte. Hier müsste von Fall zu Fall beurteilt werden.

Asthma

Cannabis hat eine stark bronchienerweiternde Wirkung. Die Wirkungen einer Marihuanazigarette bzw. von 15 mg oralem THC entsprechen hinsichtlich der bronchienerweiternden Wirkung etwa den klinischen Dosen bekannter Asthmamittel wie Salbutamol. Nach der Inhalation hält die Wirkung etwa zwei Stunden an. Anstatt Cannabis zu rauchen würde sich speziell bei diesem Anwendungsgebiet ein Verdampfen und Inhalieren mit eine Vaporizer empfehlen.

Bewegungsstörungen

Es liegen positive Erfahrungen über eine Behandlung mit Cannabis beim Tourette-Syndrom und bei einigen anderen Bewegungsstörungen vor (dystonische Störungen wie spastischer Schiefhals und tardive Dyskinesien). Die meisten Patienten erleben nur eine geringe Besserung, einige jedoch bemerkenswert gute bis zur völligen Symptomkontrolle

Depression

Wiederholt wurde eine stimmungsaufhellende Wirkung von THC bzw. Cannabis bei reaktiver Depression im Rahmen schwerer Erkrankungen beobachtet. Nach Patientenberichten wird Hanf in der modernen Volksmedizin, oft mit Duldung der behandelnden Ärzte, auch bei endogenen Depressionen eingesetzt.

Entzugssymptome

Nach historischen Berichten und einigen Fallberichten ist Cannabis ein gutes Mittel zur Bekämpfung der Entzugssymptomatik bei Benzodiazepin-, Opiat- und Alkoholabhängigkeit. Es wird daher auch gern als Ausstiegsdroge bezeichnet.

## Neurodermitis

Besondere Aufmerksamkeit als Therapeutikum verdient ein weiterer Inhaltsstoff. Hanf gehört zu den ganz wenigen Ölpflanzen, deren Samen Gamma-Linolensäure (GLA) enthalten (2 - 4%). Ein Mangel an Gamma-Linolensäure, die beim gesunden Menschen im Körper aus Linolsäure gebildet wird, kann zu schweren Stoffwechselerkrankungen führen. Wird in solchen Fällen Gamma-Linolensäure eingenommen, können verschiedene Krankheitszustände positiv beeinflusst werden. Hierzu zählen die Neurodermitis, das prämenstruelle Syndrom, die rheumatoide Arthritis und die diabetische neuropathie - um nur die wichtigsten Anwendungsgebiete zu nennen. Es wurden in der Vergangenheit mehrere Untersuchungen zu Neurodermitis an Säuglingen und Kleinkindern durchgeführt. Dabei wurde festgestellt, dass Gamma-Linolensäure eine sichere und effiziente zusätzliche Therapie für Säuglinge und Kleinkinder ist. Die erfolgreiche Behandlung von Neurodermitis atopica mit GLA wird darauf zurückgeführt, dass durch die Einnahme von GLA Mangelzustände an essentiellen Fettsäuren ausgeglichen werden, wie sie bei den meisten NeurodermitispatientInnen ausgemacht werden können.

## Morbus Crohn

Beim Morbus Crohn handelt es sich um eine chronische Entzündung des Darmes deren Ursache auch heute noch weitgehend ungeklärt ist. Die Entzündungen lokalisieren sich vorwiegend im Dünn- und Dickdarm und betreffen alle Darmwandschichten. Bei 20-40% der Fälle kommt es durch die chronischen Entzündungen zu Fistelbildungen. Dabei handelt es sich um Kanäle die von der Darmwand aus in andere Organe oder durch die Bauchdecke nach außen führen. Morbus Crohn ist nicht heilbar.

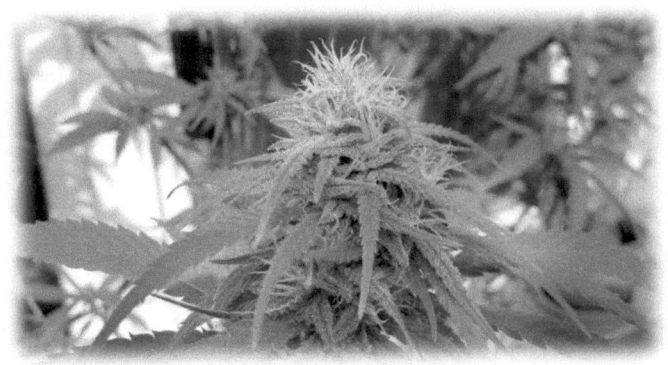

Natürliche Pflanze

Synthetische Medikamente
Das pflanzliche Präparat enthält über 400 Substanzen, von denen mindestens 60 therapeutisch wirksam sind. In den wenigen bisher durchgeführten Vergleichsstudien zwischen THC-Monosubstanz und Cannabis-Präparaten erwiesen sich die pflanzlichen Mittel stets als leicht überlegen - sie wurden als gleich wirksam und besser verträglich empfunden.

Bessere Dosierbarkeit
Getrocknete Hanfblüten wären aufgrund des geringen Bearbeitungsbedarfes mit Abstand die billigsten Cannabispräparate. Die synthetischen THC kostet bis zu 400 Euro für 20 Kapseln - völlig überteuert. Der technische Aufwand ist eben, im Vergleich zum Anbau einer Pflanze, erheblich. Auch gibt es kaum staatlich lizenzierte Herstellerfirmen für das synthetische Produkt.

Verfügbarkeit von THC-Medikamenten in Deutschland

Die Fertigarznei Marinol kann mit einem Betäubungsmittelrezept aus den USA importiert werden. Ausserdem stellt die Firma THC Pharm GmbH in Frankfurt eine Arznei auf Basis von Cannabis her.

## Nebenwirkungen

Cannabis ist im allgemeinen gut verträglich und zeigt in therapeutischer Dosierung keine körperlichen Langzeitnebenwirkungen. Akute unerwünschte Wirkungen sind Herzfrequenzbeschleunigung, Blutdruckabfall, Mundtrockenheit und Bindehautreizung. Einige Personen reagieren auch mit Übelkeit und Erbrechen (v.a. bei extrem hohen Dosierungen). Der Rauch, der Teer und damit Benzpyren enthält, schädigt die Schleimhäute des Respirationstraktes. Die Schädigung der Atemwege durch eine Marihuanazigarette entspricht etwa der durch zwei bis drei Tabakzigaretten, so daß sich auch bei starkem Marihuanakonsum eine deutlich geringere Schädigung ergibt als bei einem mäßigen Tabakkonsum, da bei medizinischem Gebrauch eine deutlich geringere Anzahl Marihuanazigaretten geraucht wird. WICHTIG: Cannabis kann auch oral oder durch Verdampfen und Inhalieren aufgenommen werden, dann tritt überhaupt keine Schädigung der Atemwege auf!

Der wichtigste Nachteil von THC bzw. Cannabisextrakten ist das Auftreten akuter psychischer Nebenwirkungen, die von einem Teil der Patienten nicht toleriert werden. Viele Patienten genießen den Rausch jedoch auch. Das Reaktionsvermögen und die Fähigkeit zum Bedienen von Kraftfahrzeugen wird (während der akuten Wirkung) eingeschränkt.

Viele der erwünschten Wirkungen treten allerdings bereits bei Dosierungen unterhalb der psychotropen Schwelle auf, so daß die psychischen Nebenwirkungen in diesem Fall keine große Rolle spielen!

Folgende Personengruppen sollten vorsichtig sein und nur geringe Mengen oder gar kein Cannabis konsumieren:

Schwangere: Es gibt bisher keine hinreichenden Hinweise darauf, daß Cannabis zu Entwicklungsstörungen beim Embryo oder Fetus führt. Schwangere sollten jedoch grundsätzlich unnötige Medikamente und Drogen meiden. Liegt allerdings eine Indikation vor, wie etwa Schwangerschaftserbrechen, stellt Cannabis sicherlich ein vergleichsweise gefahrloses Präparat dar.
Stillende Mütter: Etwa 10 bis 20% der Blut-THC-Konzentration findet sich in der Muttermilch.
Kinder vor der Pubertät: Insbesondere vor der Pubertät kann das komplexe hormonelle Zusammenspiel insbesondere durch Beeinflussung der Hormonsekretion der Hirnanhangdrüse reversibel gestört werden. Der Eintritt der Pubertät kann eventuell bei regelmäßigem starken Konsum verzögert werden. Dies wurde allerdings bisher nur in einem Fall - bei starkem Marihuanakonsum eines männlichen Jugendlichen - konkret nachgewiesen.
Herzkranke: Cannabis führt zu einer Zunahme der Herzfrequenz und eventuell zu einem Abfall des Blutdrucks. Einzelbeobachtungen deuten darauf hin, daß Cannabis bei Herzkranken wegen des blutgefäßerweiternden Effektes auch günstig wirken kann. Überdosierungen sind zu vermeiden. Für den gefäßerweiternden und auch den herzfrequenzbeschleunigenden Effekt besteht eine Toleranzentwicklung.

Patienten mit Psychosen: Bei latenter Psychose kann die Krankheit ausbrechen. Bei bekannter Erkrankung kann ein psychotischer Schub ausgelöst werden. Viele Psychotiker vertragen Cannabis jedoch problemlos und reagieren nur auf starke Halluzinogene wie LSD oder stimulierende Substanzen wie Kokain.

Die wichtigsten Nebenwirkungen medizinischen Cannabisgebrauchs sind heute auf die rechtliche Situation, die Illegalität des Cannabiskonsums zurückzuführen. Sie beziehen sich nicht nur auf die mit der Kriminalisierung verbundene Stigmatisierung des Konsumenten, sondern auch auf die Reinheit des am illegalen Markt erworbenen Produkts, auf die Dosierbarkeit des medizinisch gewünschten Effektes, auf die Entwicklung geeigneter Applikationsformen, auf die vertiefende Erforschung der Wirkungen.

Marihuana bzw. Haschisch, das am illegalen Markt gekauft wird, weist unterschiedliche THC-Konzentrationen auf. So ist es für den Verbraucher bzw. die Verbraucherin oft schwer, die Menge der aufgenommenen Droge zu steuern (siehe: Dosierung). Nicht selten wird so ungewollt eine Dosis aufgenommen, die zu psychischen Effekten führt, während der Patient bzw. die Patientin möglicherweise nur den muskelrelaxierenden Effekt wünschte, der bereits unterhalb der zu psychischen Nebenwirkungen führenden Dosierung spürbar ist.

Bei einer Legalisierung des Konsums für Patientinnen und Patienten wäre es zudem leichter möglich, verbesserte und der Erkrankung angemessene Darreichungsformen zu entwickeln. Cannabinoide in Aerosolform zur Behandlung des Asthma, Cannabinoide in Form von Augentropfen zur Glaukombehandlung, THC als Arzneizäpfchen und als intravenöse Applikation wurden bereits vereinzelt wissenschaftlich erprobt.

1989 entdeckten Forscher, daß Delta-9-THC die experimentelle Autoimmunenzephalitis, ein Tiermodell der Multiplen Sklerose, unterdrücken bzw. die Schwere der neurologischen Defizite mindern kann. 1994 wurde der Versuch mit Delta-8-THC erfolgreich wiederholt. Befunde über die Wirksamkeit von lokal applizierten Cannabinoiden bei Glaukom widersprechen sich. Über viele Aspekte, etwa Wechselwirkungseffekte mit anderen Medikamenten, wissen wir erst wenig. Für verschiedene potentielle Indikationen liegen nur anekdotische Berichte oder Einzelfalldarstellungen vor. Nicht nur Cannabinoidrezeptoren und Anandamide, auch therapeutische Anwendungsmöglichkeiten bieten ein breites Feld an lohnender Forschungsarbeit, die durch eine Legalisierung medizinischen Gebrauchs erleichtert werden könnte, da aufwendige Genehmigungsverfahren entfielen.

Schmerzpatient darf Cannabis zuhause anbauen

Ein an Multipler Sklerose erkrankter Mann darf zuhause Cannabis anbauen, um sich damit zu therapieren. Das neue Gerichtsurteil könnte den Weg für andere Schmerzpatienten freimachen.

Das Bundesverwaltungsgericht hat erstmals einem unheilbar krankem Mann den Eigenanbau von Cannabis zu Selbsttherapie ausnahmsweise erlaubt. Mit dem Urteil wurde das Bundesinstitut für Arzneimittel und Medizinprodukte verpflichtet, dem an Multipler Sklerose Erkrankten eine Ausnahmeerlaubnis zum Cannabisanbau zu erteilen, "weil das Betäubungsmittel für seine medizinische Versorgung notwendig ist und ihm keine gleich wirksame und erschwingliche Therapiealternative zur Verfügung steht", entschieden die Richter am Mittwoch. (Az. 3 C 10.14)

Der 52-jährige Kläger leidet seit über 30 Jahren an der unheilbaren Nervenkrankheit und behandelt die Symptome seit etwa 1987 durch die Einnahme von Cannabis. Den Antrag des Klägers auf Erteilung einer Ausnahmegenehmigung zum Anbau von Cannabis lehnte das Bundesinstitut 2007 und 2010 jedoch ab. Zu Unrecht, wie nun die Leipziger Richter entschieden: Laut Gesetz könne die Behörde solch eine Anbau-Erlaubnis erteilen, wenn dies im "öffentlichen Interesse" sei.

Cannabis führe bei Kläger zu erheblicher Linderung

Dies treffe auf den schwer kranken Kläger zu, weil die Einnahme von Cannabis bei ihm zu einer erheblichen Linderung seiner Beschwerden führe und ihm derzeit kein gleich wirksames und für ihn erschwingliches Medikament zur Verfügung stehe. Der Erwerb von so genanntem Medizinalhanf aus der Apotheke komme für den Rentner nicht in Betracht, da seine Krankenkasse die Kostenübernahme von rund 400 Euro monatlich wiederholt abgelehnt habe. Eine Eigenfinanzierung ist ihm demnach mit seiner Erwerbsunfähigkeitsrente von rund 900 Euro monatlich nicht möglich.

Bei dem Kläger besteht laut Urteil auch keine Gefahr des Missbrauchs. Wegen seiner jahrelangen Eigentherapie habe er inzwischen "umfassende Erfahrungen" zur Wirksamkeit und Dosierung der von ihm angebauten Cannabissorte. Außerdem stünden der Anbau und die Therapie unter ärztlicher Kontrolle.

Das Urteil ist zwar eine Einzelfallentscheidung. Betroffene in ähnlichen Lebenslagen können nach der höchstrichterlichen Entscheidung nun aber darauf hoffen, ebenfalls selbst Cannabis als Therapiemittel anbauen zu dürfen.

Ein schwerkranker Patient darf zu Hause Cannabis zu Therapiezwecken anbauen. Das hat das Bundesverwaltungsgericht in Leipzig entschieden (BVerwG 3 C 10.14).

Damit hatte die Klage eines an Multipler Sklerose (MS) erkrankten Mannes in dritter und letzter Instanz Erfolg. Der 52-Jährige aus Mannheim ist seit 1985 an MS erkrankt und lindert die Symptome seiner Krankheit seit vielen Jahren mit Cannabis. Die Pflanzen baut er zu Hause an. Weil das nicht legal ist, kämpfte er für eine Ausnahmegenehmigung.

Keine Kostenübernahme für medizinischen Hanf

Das Bundesinstitut für Arzneimittel und Medizinprodukte (BfArM) lehnte dies ab. Zwar gibt es in Deutschland mehr als 600 Patienten, die Cannabis als Medikament verwenden dürfen. Sie müssen es aber in der Apotheke kaufen und dürfen es nicht selbst anbauen. Die Kosten für den Medizinalhanf übernehmen die gesetzlichen Krankenkassen nicht.

Das Bundesverwaltungsgericht verpflichtete das BfArM nun, "dem Kläger zu erlauben, Cannabis anzubauen, zu ernten und zum medizinischen Zweck seiner Behandlung zu verwenden". Cannabis helfe dem 52-Jährigen, der unter anderem an spastischen Lähmungen, Sprachstörungen und depressiven Störungen leidet.
Medizinalhanf zu teuer

Damit folgte das Bundesgericht den Feststellungen, die bereits das Oberverwaltungsgericht Münster in der Vorinstanz getroffen hatte. Ein anderes, gleich wirksames Medikament stehe dem Mann nicht zur Verfügung. Medizinalhanf aus der Apotheke könne er sich aus Kostengründen nicht leisten.

Das Urteil sei ein großer Erfolg, sagte Kläger-Anwalt Oliver Tolmein. Es sei zwar eine Einzelfallentscheidung, die sich aber auf gleichgelagerte Fälle auswirken werde. Chronisch kranke Patienten, die keine andere Chance als eine Cannabis-Therapie hätten, würden nun nicht mehr in die Kriminalität abgedrängt.
Hoffnung auf gesetzliche Regelung

Die Deutsche Stiftung Patientenschutz erklärte, das Urteil könne eine Hilfe für den Einzelfall sein. "Grundsätzlich ist die private Hanf-Plantage aber keine Lösung für Schmerzpatienten. Vielmehr muss endlich eine gesetzliche Regelung kommen."

Das Bundesgesundheitsministerium hat im Januar einen Gesetzentwurf vorgelegt, der bestimmten Patienten den Zugang zu Cannabis erleichtern und auch die Kostenübernahme durch die Krankenkassen regeln soll.

Das Bundesverwaltungsgericht hat erstmalig einem schwer kranken Mann den Cannabisanbau zu Hause erlaubt. Wenn keine andere Therapiemöglichkeit zur Verfügung stünde, müsse einem Patienten so der Zugang zu Cannabis ermöglicht werden, entschieden die Bundesrichter am Mittwoch in Leipzig.

Der Mann leidet seit mehr als 30 Jahren an Multipler Sklerose (MS). Er ist bereits vor Jahren vor Gericht gezogen: Ein Kölner Gericht hatte bereits 2014 entschieden, dass Schwerkranke die Droge selbst anbauen dürfen. Das Bundesinstitut für Arzneimittel und Medizinprodukte (BfArM) hatte gegen diese Entscheidung Berufung eingelegt. Der Grund: Cannabis aus dem Eigenanbau sei qualitativ schlechter als das aus der Apotheke. Wie viel vom Wirkstoff THC (Tetrahydrocannabinol) in einem Joint steckt und wie viel im nächsten, sei nicht kontrollierbar.

Die bisherige Rechtslage ist so: Einige Hundert Menschen in Deutschland haben vom BfArM die Erlaubnis, Cannabis aus der Apotheke zur "medizinisch betreuten Selbsttherapie" zu verwenden. Allerdings müssen die Kranken das teure Gras (ein Gramm kostet laut Bundesvereinigung Deutscher Apothekerverbände 15 bis

18 Euro) selbst bezahlen, was längst nicht alle können. Die Krankenkassen übernehmen die Kosten bislang nicht.

Aus diesem Grund wollen einige die Pflanzen selbst anbauen, so auch der MS-Patient. In Deutschland ist das aber bislang strafbar, deshalb kämpfte der 52-Jährige aus Mannheim vehement für eine Ausnahmegenehmigung. Am Mittwoch hatte seine Klage in dritter und letzter Instanz Erfolg. Seit 1985 ist der Patient an MS erkrankt und lindert die Symptome seiner Krankheit mit Cannabis. Die Pflanzen baut er zu Hause an.

Cannabis kommt bei schweren Krankheiten wie Multipler Sklerose, Krebs oder dem Tourette-Syndrom zum Einsatz. Tatsächlich ist aber noch nicht viel bekannt über den Nutzen der Substanz als Arznei, wie eine Studie aus dem vergangenen Jahr zeigt. Darin hatte ein internationales Forscherteam die Ergebnisse von 79 Untersuchungen mit insgesamt knapp 6500 Teilnehmern zusammengefasst.

Bei den bekanntesten Anwendungen von Cannabis, etwa der Linderung von chronischen Schmerzen oder von Übelkeit im Rahmen einer Chemotherapie, gab es demnach Hinweise auf eine positive Wirkung. Bei vielen anderen Krankheiten ist die Wirkung jedoch kaum untersucht, wie die folgende Auflistung zeigt:

Das Bundesverwaltungsgericht hat erstmalig einem schwerkranken Mann den Cannabis-Anbau zu Hause erlaubt. Wenn es keine andere Therapiemöglichkeit gebe, müsse einem Patienten so der Zugang zu Cannabis ermöglicht werden, entschieden die Richter.

Das Bundesverwaltungsgericht hat schwer erkrankten Patienten erstmals die Möglichkeit zum eigenhändigen Anbau von Cannabis eröffnet. Das Bundesinstitut für Arzneimittel und Medizinprodukte müsse einem an Multipler Sklerose erkrankten Mann eine Ausnahmegenehmigung für die Kultivierung der Pflanzen erteilen, entschied das Gericht in Leipzig in einem wegweisenden Urteil. Bislang war in solchen Fällen noch nie eine Erlaubnis erteilt worden.

Der 52-Jährige leidet seit rund 30 Jahren an Multipler Sklerose und konsumiert zur Linderung der Symptome regelmäßig Cannabis - zwischen drei und vier Gramm pro Tag. Eine Alternative zur Therapie mit Cannabis gibt es aus Sicht seiner Ärzte nicht.

"Gerechtfertigter Notstand"

Mittlerweile hat der Kläger sogar eine Erlaubnis, sich Medizinalhanf in der Apotheke zu besorgen. Doch da kostet ein Gramm etwa 15 Euro, jeden Monat wären das bei seinem Konsum 1500 Euro. Seit Jahren baut der Mann daher in seiner Wohnung selbst Cannabis an. Juristisch belangt wird er dafür nicht. Es liege ein "gerechtfertigter Notstand" vor, urteilte bereits im Jahr 2005 das Amtsgericht in Mannheim.

Eine offizielle Erlaubnis für den Eigenanbau wurde ihm aber - wie auch in vergleichbaren Fällen - vom Bundesinstitut verweigert. Die Behörde sorgte sich unter anderem um die Qualität der selbst hergestellten Arzneimittel und den Missbrauch des Rauschmittels.

(BVerwG 3 C 10.14)

Kiffen gegen Krebs? So einfach ist es wohl nicht, aber unbestritten ist die schmerzlindernde Wirkung von Cannabis. Bei welchen Krankheiten wird Cannabis eingesetzt? Und wann zahlt die Kasse?

Wie ist die rechtliche Situation in Deutschland?

Seit Mai 2011 dürfen zugelassene Fertigarzneimittel auf Cannabis-Basis auch in Deutschland hergestellt und von Ärzten auf Betäubungsmittelrezept verschrieben werden. Das zugelassene Mittel heißt Sativex - gedacht für Patienten, die an Multipler Sklerose erkrankt sind und an schweren spastischen Lähmungen und Krämpfen leiden. Mit einem Spray werden die Wirkstoffe direkt in den Mund gesprüht. Zudem können Patienten zugelassene Fertigarzneimittel mit den Wirkstoffen Dronabinol verschrieben bekommen.

Es gibt verschiedene Formen von Cannabis als Medizin, die grundsätzlich verfügbar sind:

Ärzte können über ein Privatrezept den Wirkstoff verschreiben, das Apotheken nach standardisierten Werten anmischen. Viele Patienten klagen laut Deutschem Hanfverband dabei allerdings über eine reduzierte Wirksamkeit im Vergleich zu natürlichem Cannabis.

Das Fertigpräparat Sativex kann bei Multipler Sklerose von der Krankenkasse übernommen werden, ansonsten passiert das nur in Sonderfällen oder bei einigen Privatkassen. Bei anderen Krankheiten können Ärzte das Medikament auch auf Privatrezept verschreiben. Seit 2008 gibt es - nach vielen Klagen und Rechtsstreitigkeiten - die Möglichkeit, an natürliche Hanfblüten legal heranzukommen. Dazu nötig ist ein ärztlich unterstützter Antrag beim Bundesinstitut für Arzneimittel und Medizinprodukte. Das wäre dann eine Ausnahmeerlaubnis zum Erwerb von Cannabisblüten oder -extrakten "im Rahmen einer medizinisch betreuten und begleiteten Selbsttherapie". Ist sie bewilligt, wird das Cannabiskraut von einem niederländischen Unternehmen an eine bestimmte Apotheke in Deutschland geliefert. Da es aber nur einen Lieferanten gibt und immer mehr Blüten europaweit gefragt sind, kommt es offenbar immer wieder zu Lieferschwierigkeiten.

Wie viele Patienten erhalten eine Cannabistherapie?

Nach Schätzungen des Alternativen Drogen- und Suchtberichts erhalten in Deutschland etwa 5000 bis 10.000 Patienten eine Therapie mit Dronabinol oder Sativex. Derzeit verfügen laut Bundesinstitut 581Patienten über eine Ausnahmeerlaubnis. Bislang wurden insgesamt 635 von rund 1050 Anträgen bewilligt.

Bei welchen Krankheiten wird Cannabis eingesetzt?

Für ein sehr breites Spektrum an Krankheiten: Cannabis wird unter anderem zur Behandlung von chronischen Schmerzen, Nervenschmerzen, bei grünem Star zur Reduzierung des Augeninnendrucks, bei ADHS, Epilepsie und dem Tourette-Syndrom eingesetzt. Verwendet werden Cannabisextrakte, Cannabisblüten oder einzelne Cannabinoide - das sind Mittel auf Cannabisbasis. Angewandt wird Cannabis auch gegen Übelkeit und zur Appetitsteigerung bei Krebs- und Aidspatienten, bei Rheuma sowie bei spastischen Schmerzen bei Multipler Sklerose.

Doch der Deutsche Hanfverband warnt auch: "Cannabis ist kein Wundermittel und hilft nicht allen Patienten." Insbesondere Patienten mit einem hohen Risiko für Psychosen oder Vorerkrankungen am Herzen müssten beim Konsum von Cannabis Vorsicht walten lassen, sagt Georg Wurth vom Hanfverband. Cannabis biete in der Regel keine Heilung, sondern oft eine Linderung.

Welche Wirkung hat Cannabis als Medikament?

Die beiden wichtigsten Inhaltsstoffe sind Delta-9-Tetrahydrocannabinol (THC) und Cannabidiol (CBD). Ihnen wird eine schmerzlindernde, entzündungshemmende, appetitanregende, schlaffördernd und krampflösende Wirkung zugeschrieben. Nicht für jede Krankheit aber ist der medizinische Nutzen eindeutig belegt.

Wie hoch sind die Kosten und wann zahlt die Krankenkasse?

Das kommt auf die Dosis an. "Medikamente sind teurer als der Eigenanbau von Blüten", sagt Wurth vom Hanfverband. Die Medikamentenkosten können Hunderte Euro im Monat betragen. Das gilt auch für Cannabisblüten und -extrakt. Kritiker monieren, dass sich viele Betroffene Cannabis daher nicht leisten könnten und gezwungen seien, auf dem Schwarzmarkt zu kaufen oder selbst anzubauen. Bis jetzt zahlen Krankenkassen nach Angaben des Deutschen Hanfverbandes fast nie die Kosten, einige private Kassen seien etwas kulanter. Nur bei Multipler Sklerose sind gesetzliche Krankenkassen unter bestimmten Bedingungen zur Kostenübernahme verpflichtet.

Wie will die Bundesregierung die Versorgung Schwerkranker verbessern?

Schwerkranken Patienten soll künftig der Zugang zu Cannabis zu medizinischen Zwecken erleichtert werden. Im Januar 2016 legte die Bundesregierung einen Referentenentwurf zur Änderung des Betäubungsmittelgesetzes vor. Dieser sieht vor, dass schwer chronisch Kranke künftig auf Kassenrezept leichter an Arzneimittel auf Cannabisbasis heran kommen. Der aufwändige Antrag beim Bundesinistitut für Arzneimittel und Medizinprodukte würde dann entfallen. "Das ist ein großer Schritt in eine richtige Richtung", sagt Wurth.

Geplant ist eine staatliche Cannabis-Agentur, die den Hanfanbau und den Handel überwachen soll. Auch Krankenkassen sollen stärker verpflichtet werden, medizinisch genutzen Cannabis zu bezahlen. Der Eigenanbau von Cannabisblüten wird von der Bundesregierung jedoch als "nicht zielführend" betrachtet, so dass es notwendig ist, betroffenen Patienten über eine Kostenerstattung einen sicheren Zugang zu Cannabisblüten zu ermöglichen. "Damit zeigt sich ein Trend zu Cannabisblüten. Wenn auch hier in Deutschland Cannabisblüten angebaut würden, würde das Problem der Lieferschwierigkeiten entfallen", sagt Wurth vom Hanfverband. "Die Zahl der Cannabis-Patienten wird erheblich steigen. Ich erwarte in den kommenden Jahre eine Million", prognostiziert Franjo Grotenhermen, Geschäftsführer der Arbeitsgemeinschaft Cannabis als Medizin.

Die Bundesärztekammer begrüßt den Vorschlag, eine erweiterte Verordnungsfähigkeit der Arzneimittel zu schaffen. Die wissenschaftliche Datenlage sei bei Cannabis-Arzneien für bestimmte Anwendungsgebiete ausreichend für eine Verordnung zu Lasten der gesetzlichen Krankenkassen. Die Ärztevertreter lehnen aber eine Kostenübernahme von getrockneten Cannabis-Blüten und Extrakten strikt ab. Für deren medizinischen Einsatz fehle es an ausreichender wissenschaftlicher Evidenz.

Wie weit ist die Forschung bei Cannabis?

Es gibt viele Studien, aber noch immer viele Lücken. Gegen viele Krankheiten könnte ein Kraut gewachsen sein - wenn man es nur erforschen und nutzen würde. Beispiel Krebsforschung: Es gibt Fallberichte, in denen es heißt, dass Patienten offenbar geheilt wurden. Studien mit Labormäusen bestätigen eine solche Möglichkeit. Aber hier stecke die Forschung tatsächlich noch in den Kinderschuhe, sagt Wurth. "Wir warnen davor zu denken, viel kiffen schützt vor Krebs oder Cannabis hilft automatisch gegen Krebs."

Wenn keine andere Therapie, die gleichermaßen wirksam und erschwinglich ist, zur Verfügung steht, muss einem Patient der Zugang zu Cannabis ermöglicht werden. Das entschied das Bundesverwaltungsgericht in Leipzig (BVerwG 3 C 10.14). Der Kläger leidet seit mehr als 30 Jahren an Multipler Sklerose. Die Symptome linderte er durch die regelmäßige Einnahme von Cannabis, die Pflanzen baut er zu Hause an. Weil das nicht legal ist, kämpfte er bereits seit Jahren für eine Ausnahmeerlaubnis. Das Bundesinstitut für Bundesinstitut für Arzneimittel und Medizinprodukte (BfArM) lehnte dies jedoch ab. Zwar gibt es in Deutschland Patienten, die Cannabis als Medikament verwenden dürfen. Aus finanziellen Gründen scheidet diese Möglichkeit für den Kläger jedoch aus: Seine Krankenkasse hat eine Kostenübernahme wiederholt abgelehnt, und eine Eigenfinanzierung ist ihm mit seiner Erwerbsunfähigkeitsrente nicht möglich.

Der Bundesrichter entschieden nun: Der Mann darf Cannabis ausnahmsweise zu Hause anbauen. Mit den vom Kläger vorgesehenen Sicherungsmaßnahmen in seiner Wohnung "sind die Betäubungsmittel ausreichend gegen eine unbefugte Entnahme geschützt." Es bestünden auch keine Anhaltspunkte für eine missbräuchliche Verwendung durch ihn selbst. Des Weiteren verfüge der Patient aufgrund der jahrelangen Eigentherapie inzwischen über umfassende Erfahrungen hinsichtlich Wirksamkeit und Dosierung der von ihm angebauten Cannabissorte. Außerdem stünden der Anbau und die Therapie unter ärztlicher Kontrolle.

Cannabis könnte bei Transplantationen helfen

Cannabis ist nicht nur eine Freizeitdroge, es hat auch medizinisches Potenzial. Dass es Schmerzen lindert, ist nur eine davon. Jetzt haben Wissenschaftler entdeckt, dass THC, der aktive Inhaltsstoff von Marihuana, sogar bei Transplantationen helfen könnte.

Hatten Mäuse Tetrahydrocannabinol, kurz THC, erhalten, wurden nicht-kompatible Organe, in diesem Fall Hauttransplantate, erst mit Verzögerung abgestoßen. Dies berichten US-Forscher in der Fachzeitschrift The Journal of Leukocyte Biology. Ihre Studie demonstriere zum ersten Mal, dass der Cannabis-Inhaltsstoffe die Abstoßungsreaktionen fremder Transplantate hinauszögern kann. Dies geschehe, in dem die Stoffe die Immunantwort des Empfängers unterdrückten, erläutert Autorin Mitzi Nagarkatti von der University of South Carolina School of Medicine. Bei diesen Rezeptoren handelt es sich um Bindungsstellen, an die das in Cannabis enthaltene THC bindet.

Noch seien weitere Studien nötig, um festzustellen, ob sich die positive Wirkung auch bei Menschen zeige, so die Forscher. Die Studie deute jedoch darauf hin, dass THC oder ähnliche Stoffe dabei helfen könnten, Abstoßungsreaktionen zu vermeiden, insbesondere wenn die transplantierten Organe nicht ganz genau passten. Die Wissenschaftler warnen Transplantationspatienten allerdings ausdrücklich davor, Marihuana ohne Rücksprache mit dem behandelnden Arzt einzunehmen.

In Deutschland ist der Verkauf von Hanf verboten. Als Medikament ist Cannabis lediglich in ganz bestimmten Fällen bei Multipler Sklerose zugelassen. Des Weiteren können Ärzte Cannabis-haltige Medikamente verschreiben, die jedoch privat gezahlt werden müssen. Um die Blüten in der Apotheke zu kaufen, benötigt man eine Ausnahmeerlaubnis der Bundesopiumstelle.

Cannabis auf Rezept: Apotheker begrüßen Gesetzesinitiative

Apotheker fordern seit langem, dass medizinisch notwendiges Cannabis vom Arzt verordnet und in der Apotheke wie andere Arzneimittel abgegeben werden dürfen. Eine Gesetzesinitiative des Bundesgesundheitsministers Hermann Gröhe soll dies in Zukunft möglich machen.

"Es ist wichtig, dass Patienten Cannabis in kontrollierter pharmazeutischer Qualität aus der Apotheke bekommen können, wenn sie es aus medizinischen Gründen brauchen. Es ist konsequent, wenn die Krankenkassen diese Medikamente auch erstatten", sagt Dr. Andreas Kiefer, Präsident der Bundesapothekerkammer. Im Januar wurde dazu ein Referentenentwurf des "Gesetzes zur Änderung betäubungsmittelrechtlicher und anderer Vorschriften" bekannt. Die ABDA – Bundesvereinigung Deutscher Apothekerverbände weist in einer Stellungnahme darauf hin, dass es verschiedene Cannabis-Sorten gibt, die sich hinsichtlich ihres Gehalts der verschiedenen Inhaltsstoffe und damit auch in ihrer Wirkung unterscheiden. Ärzte sollten daher bei Verordnung von Cannabis-Blüten auf dem Rezept aus Gründen der Arzneimitteltherapiesicherheit die Dosierung und damit auch die Sorte angeben.

Kiefer ist gleichzeitig Vorsitzender der Kommission des Deutscher Arzneimittel-Codex/Neues Rezeptur-Formularium (DAC/NRF). Das DAC/NRF arbeitet derzeit intensiv an der Entwicklung einer Monographie, die die Anforderungen für Cannabis genau festlegt. "Cannabis als ‚Joint' zu rauchen – egal ob zusammen mit Tabak oder alleine – ist zur Krankheitsbehandlung aus

Apothekersicht nicht akzeptabel. Das Rauchen von Tabak ist zudem immer gesundheitsschädlich."

## Medizinischer Cannabis: Forscher blockieren Nebenwirkungen

Cannabis kann Schmerzen und Übelkeit lindern. Als Kehrseite der Medaille können jedoch auch Gedächtnisstörungen, Ängste und Abhängigkeit auftreten. Europäischen Wissenschaftlern ist es nun gelungen, diese Nebenwirkungen zu unterbinden.

Forscher fanden dabei einen Reaktionsweg, der für einige schädliche Auswirkungen des Cannabis-Hauptwirkstoffs THC verantwortlich ist. Werde dieser Signalweg blockiert, könne THC weiter seine positive Wirkung entfalten, ohne dass es beispielsweise zu Gedächtnisstörungen komme. Das berichten Wissenschaftler um Dr. Peter McCormick von der University of East Anglia in Großbritannien in der Fachzeitschrift PLOS ONE Biology. Sie hatten in Verhaltensversuchen mit Mäusen den Einfluss von THC auf Signalwege im Gehirn untersucht. Auf den schmerzstillenden Einfluss des THCs hatte die Behandlung dagegen keine negativen Auswirkungen.

Obwohl ihre Studie mit Mäusen durchgeführt wurde, bestehe die Hoffnung, dass dieser Durchbruch den Weg zu einer sichereren Therapie auf Cannabis-Basis ebne, die sich nicht auf Stimmung, Wahrnehmung oder Gedächtnis der Patienten auswirke, so die Forscher. THC, der aktive Bestandteil des Cannabis sei medizinisch in einem breiten Bereich anwendbar. Nicht zuletzt hatten die Forscher in früheren Studien zeigen können, dass der Wirkstoff die Tumorgröße bei Krebspatienten verringern konnte. Deshalb wäre es ein großer Vorteil, wenn es möglich sei, die unerwünschten Begleiterscheinungen des THCs auszuschalten und gleichzeitig von den positiven zu profitieren.

Das Bundesverwaltungsgericht in Leipzig verpflichtete mit seinem Urteil das Bundesinstitut für Arzneimittel und Medizinprodukte (BfArM), dem schwer kranken Kläger eine Ausnahmeerlaubnis zum Cannabis-Eigenanbau zu erteilen, „weil das Betäubungsmittel für seine medizinische Versorgung notwendig ist und ihm keine gleich wirksame und erschwingliche Therapiealternative zur Verfügung steht." Die Entscheidung ist wegweisend für die künftige Verwendung von Cannabis zu medizinischen Zwecken.

Marihuana wird seit langem für medizinische Zwecke eingesetzt

Die Frage, ob man Hanf frei geben soll oder lieber nicht, wird seit Jahren teils erbittert geführt. Vielen Befürwortern geht es dabei auch um die gesundheitlichen Aspekte von Marihuana. Diese sind vielfach wissenschaftlich belegt, etwa bei Beschwerden wie Übelkeit und Erbrechen. Cannabis wird in der Medizin schon seit längerem unter anderem zur Behandlung von chronischen Schmerzen oder gegen spastische Lähmungen und Krämpfe bei Multipler Sklerose (MS) eingesetzt. Auch der 52-jährige Kläger, der seit über 30 Jahren an MS leidet, nutzt Marihuana, um seine Beschwerden zu lindern. Er züchtet die Pflanzen dafür selbst zu Hause. Das Bundesverwaltungsgericht in Leipzig hatte nun darüber zu entscheiden, ob der schwer kranke Kläger Cannabis zur Eigentherapie selbst anbauen darf.

Cannabis zur Eigentherapie anbauen

Seit 1985 ist der Kläger laut Angaben des Gerichts an Multipler Sklerose erkrankt, deren Symptome er seit etwa 1987 durch die regelmäßige Einnahme von Cannabis behandelt. ZWar wurde er von dem Vorwurf des unerlaubten Besitzes und Anbaus von Betäubungsmitteln zuletzt im Januar 2005 freigesprochen, da das Strafgericht sah sein Handeln als gerechtfertigt ansah, weil ihm keine Therapiealternative zur Verfügung stünden. Doch den seit Mai 2000 gestellten Antrag des Klägers auf Erteilung einer Ausnahmegenehmigung zum Anbau von Cannabis zur medizinischen Selbstversorgung lehnte das BfArM bislang ab. Das Verwaltungsgericht hat das BfArM nun allerdings verpflichtete, dem Kläger die beantragte Erlaubnis zu erteilen. Nach § 3 Abs. 2 des Betäubungsmittelgesetzes (BtMG) könne das BfArM eine Erlaubnis zum Anbau von Cannabis nur ausnahmsweise zu wissenschaftlichen oder anderen im öffentlichen Interesse liegenden Zwecken erteilen. Die Behandlung des schwer kranken Klägers mit selbst angebautem Cannabis liege hier ausnahmsweise im öffentlichen Interesse, weil „die Einnahme von Cannabis zu einer erheblichen Linderung seiner Beschwerden führt und ihm gegenwärtig kein gleich wirksames und für ihn erschwingliches Medikament zur Verfügung steht." Aus Kostengründen komme der Erwerb von so genanntem Medizinalhanf aus der Apotheke als Therapiealternative nicht in Frage. Die Krankenkasse des Klägers hatte eine Kostenübernahme wiederholt abgelehnt.

Die Entscheidung des Bundesverwaltungsgerichts in Leipzig ist als Grundsatzurteil zum Eigenanbau von Cannabis für schwerkranke Menschen zu bewerten. Die Entscheidung kann für tausende unheilbar Kranker von Bedeutung sein. Angaben der Interessenvereinigung

Deutscher Hanfverband zufolge hatten Anfang 2015 nur etwa 380 Menschen in Deutschland eine Ausnahmegenehmigung zur Nutzung von medizinischem Cannabis aus der Apotheke. Andere könnten sich die hohen Apothekenpreise nicht leisten und versorgten sich lieber illegal auf dem Schwarzmark. Vergangenen Sommer haben sich 90 Prozent der Deutschen in einer Umfrage für einen leichteren Zugang zu Cannabis für Patienten ausgesprochen, doch noch gibt es in diesem Punkt wenig Bewegung in der Politik.

Staat reguliert künftig Cannabis-Anbau

Bislang durfte in Deutschland nur ausnahmsweise Medizinalhanf importiert werden. Künftig wird der Anbau hierzulande von der Cannabisagentur kontrolliert.
Die Bundesregierung will in Deutschland den Anbau von Cannabis erlauben, um eine "qualitätsgesicherte Versorgung mit Cannabisarzneimitteln (...) ausschließlich zu medizinischen Zwecken" zu ermöglichen.
Anbau, Handel und Besitz zu anderen Zwecken bleibt weiterhin verboten. Das Bundesgesundheitsministerium hat dazu einen Referentenentwurf zur Änderung des Betäubungsmittelrechts vorgelegt. Danach sollen Cannabisblüten verschreibungs- und verkehrsfähig werden. Die Höchstmenge, die ein Arzt binnen 30 Tagen verschreiben darf, ist auf 100.000 Milligramm begrenzt.

Künftig keine Regelung mit Ausnahmeerlaubnis mehr

Bislang müssen Patienten, für die keine geeigneten schulmedizinischen Behandlungsmöglichkeiten mehr zur Verfügung stehen, eine Ausnahmeerlaubnis beim Bundesinstitut für Arzneimittel und Medizinprodukte (BfArM) stellen, um Medizinalhanf nach Deutschland einführen lassen zu dürfen. Dies ist bislang in 527 Fällen geschehen. Diese Regelung soll künftig entfallen. Mit dem Gesetz soll die Therapie mit Medizinalhanf und Cannabisextrakten "in die ärztliche Verantwortung gegeben werden", heißt es im Entwurf. Die entsprechende Neuregelung im SGB V schafft für GKV-Patienten "mit einer schwerwiegenden chronischen Erkrankung" erstmals "in eng begrenzten Ausnahmefällen" einen Anspruch auf Versorgung mit Cannabis in Form von Blüten oder Extrakten. Bislang mussten sie für Dronabinol-Tropfen oder Kapseln bis zu 1440 Euro monatlich aus eigener

Tasche bezahlen. Anspruch auf Erstattung haben die Patienten nur, wenn sie sich verpflichten, an einer wissenschaftlichen Begleitforschung teilzunehmen, die bis Ende 2018 geplant ist.

Bis Ende 2019 soll der Gemeinsame Bundesausschuss dann auf dieser Datenbasis die Voraussetzungen für die Erstattung durch die Kassen konkretisieren.

Cannabisagentur wird eingerichtet

Neuland betritt das Ministerium mit der geplanten Einrichtung einer staatlichen Cannabisagentur. Diese schreibt den voraussichtlichen Bedarf an Medizinalhanf vergaberechtlich aus und vergibt dann Lizenzen an Anbauer. Diese müssen ihre gesamte Ernte an die Agentur verkaufen. Von dort wird der Medizinalhanf anschließend an Hersteller von Cannabisarzneimitteln, Großhändler oder Apotheken verkauft.

Ein schwer kranker Mann darf zu Hause Cannabis anbauen. Das Bundesverwaltungsgericht hat mit Urteil vom 06.04.2016 das Bundesinstitut für Arzneimittel und Medizinprodukte (BfArM) verpflichtet, dem Kläger eine Ausnahmeerlaubnis zu erteilen, weil das Betäubungsmittel für seine medizinische Versorgung notwendig sei und ihm keine gleich wirksame und erschwingliche Therapiealternative zur Verfügung stehe (Az.: 3 C 10.14).
Strafgericht sah Handeln mangels Therapiealternative als gerechtfertigt an

Der 52-jährige Kläger ist seit 1985 an Multipler Sklerose erkrankt. Die Symptome seiner Erkrankung behandelt er seit etwa 1987 durch die regelmäßige Einnahme von Cannabis. Vom Vorwurf des unerlaubten Besitzes und Anbaus von Betäubungsmitteln ist er zuletzt im Januar 2005 freigesprochen worden. Das Strafgericht sah sein Handeln als gerechtfertigt an, weil ihm keine Therapiealternative zur Verfügung stehe. Den seit Mai 2000 gestellten Antrag des Klägers auf Erteilung einer Ausnahmegenehmigung zum Anbau von Cannabis zur medizinischen Selbstversorgung lehnte das BfArM mit Bescheid vom 06.12.2007 und Widerspruchsbescheid vom

10.08.2010 ab. Das Verwaltungsgericht hob die Bescheide auf und verpflichtete die Beklagte, den Antrag des Klägers unter Beachtung der Rechtsauffassung des Gerichts erneut zu bescheiden. Die weitergehende Klage wies es zurück. Die Berufungen des Klägers und der Beklagten vor dem Oberverwaltungsgericht blieben ohne Erfolg.

Gericht bejaht ausnahmsweise öffentliches Interesse

Das BVerwG hat die Revision der Beklagten jetzt zurückgewiesen. Auf die Revision des Klägers hat es die Urteile der Vorinstanzen geändert und die Beklagte verpflichtet, dem Kläger die beantragte Erlaubnis zu erteilen. Nach § 3 Abs. 2 BtMG kann das BfArM eine Erlaubnis zum Anbau von Cannabis ausnahmsweise zu wissenschaftlichen oder anderen im öffentlichen Interesse liegenden Zwecken erteilen. Die Behandlung des schwer kranken Klägers mit selbst angebautem Cannabis liege hier ausnahmsweise im öffentlichen Interesse, weil nach den bindenden Feststellungen des Berufungsgerichts die Einnahme von Cannabis zu einer erheblichen Linderung seiner Beschwerden führt und ihm gegenwärtig kein gleich wirksames und für ihn erschwingliches Medikament zur Verfügung steht.

Eigenfinanzierung durch Ankauf mit Erwerbsunfähigkeitsrente nicht möglich

Der (ebenfalls erlaubnispflichtige) Erwerb von sogenanntem Medizinalhanf aus der Apotheke scheide aus Kostengründen als Therapiealternative aus. Seine Krankenkasse habe eine Kostenübernahme wiederholt abgelehnt. Eine Eigenfinanzierung sei ihm mit seiner Erwerbsunfähigkeitsrente nicht möglich. Der Kläger könne auch nicht darauf verwiesen werden, wegen der

Kostenübernahme durch die Krankenkasse erneut den sozialgerichtlichen Klageweg zu beschreiten. Eine solche Klage sei ihm unter den gegebenen Umständen nicht zumutbar.

Gericht sieht keine Versagungsgründe

Der Erlaubniserteilung stehen nach Auffassung des Gerichts auch keine Versagungsgründe nach § 5 BtMG entgegen. Nach den bindenden Feststellungen des Berufungsgerichts sei die Sicherheit und Kontrolle des Betäubungsmittelverkehrs hinreichend gewährleistet. Mit den vom Kläger vorgesehenen Sicherungsmaßnahmen in seiner Wohnung seien die Betäubungsmittel ausreichend gegen eine unbefugte Entnahme geschützt. Es bestünden auch keine Anhaltspunkte für eine missbräuchliche Verwendung durch ihn selbst. Des Weiteren verfüge der Kläger aufgrund der jahrelangen Eigentherapie inzwischen über umfassende Erfahrungen hinsichtlich Wirksamkeit und Dosierung der von ihm angebauten Cannabissorte. Außerdem stünden der Anbau und die Therapie unter ärztlicher Kontrolle.

Ermessen "auf Null" reduziert

Die Erlaubnis sei auch nicht mit Rücksicht auf das internationale Suchtstoffübereinkommen von 1961 zu versagen. Unter diesen Voraussetzungen sei die Erteilung der Ausnahmeerlaubnis wegen der von Art. 2 Abs. 2 Satz 1 GG geforderten Achtung vor der körperlichen Unversehrtheit rechtlich zwingend vorgezeichnet, so dass das der Behörde eröffnete Ermessen "auf Null" reduziert sei. Davon unberührt bleibe die Befugnis des BfArM, die Erlaubnis mit Nebenbestimmungen zu versehen.

Nedelmann, Dr. med. Carl
Drogenpolitik: Das Verbot von Cannabis ist ein
"kollektiver Irrweg"
Deutsches Ärzteblatt 97, Heft 43 vom 27.10.2000, Seite
A-2833

Der Autor vertritt die These, dass der Konsum von
Cannabis keinen ernsthaften Schaden nach sich zieht -
weder körperlich noch seelisch, weder akut noch
chronisch. Das Cannabis-Verbot könne daher nicht durch
medizinische Argumente gestützt werden.

Das Bundesverfassungsgericht hat 1994 die Ansicht
vertreten, dass die Strafvorschriften des
Betäubungsmittelgesetzes geeignet sind, die von Cannabis
ausgehenden Gefahren zu verringern und die Verbreitung
der Droge zu beschränken. Diese Ansicht wird von der
Realität widerlegt: Die von Cannabis ausgehenden
Gefahren sind geringer als die der legalen Drogen Alkohol
und Nikotin. Die Verbreitung der Droge wird durch das
Verbot nicht beschränkt, sondern sogar gefördert. Der
Rechtsphilosoph Michael Köhler kam zu der
Einschätzung, dass das Cannabis-Verbot ein "kollektiver
Irrweg" ist, der "nicht guten Gewissens weitergegangen
werden kann" (5).

## Holland: Zahl der Drogentoten gesunken

Das Beispiel Holland zeigt, was passiert, wenn nicht nur der unmittelbare Konsum, sondern auch der Handel von Cannabis freigegeben wird: Dort gibt es Coffeeshops, wo der Verkauf kleiner Mengen geduldet wird. Die Zahl der Cannabis-Konsumenten ist dadurch nicht - wie vielfach befürchtet - gestiegen, sondern sogar zurückgegangen. Obwohl die Märkte für weiche und harte Drogen weitgehend getrennt sind, ist auch die Zahl der Konsumenten harter Drogen zurückgegangen. Die Zahl der Drogentoten ist gesunken. Zurück nach Deutschland: 1971 hat der Gesetzgeber Cannabis dem Betäubungsmittelgesetz mit dem Argument unterstellt, "es wäre nicht zu verantworten, die Droge jetzt frei zu geben"; man erwartete jedoch aufgrund medizinischer Forschung, "dass man in etwa fünf Jahren zu konkreteren Ergebnissen gelangen wird." 1994 hielt das Bundesverfassungsgericht daran fest, das Cannabis-Verbot vor dem Grundgesetz mit medizinischen Argumenten zu verteidigen, und schrieb in der Begründung: "Obwohl sich ... die von Cannabisprodukten ausgehenden Gesundheitsgefahren aus heutiger Sicht als geringer darstellen, als der Gesetzgeber bei Erlass des Gesetzes angenommen hat, verbleiben dennoch auch nach dem jetzigen Erkenntnisstand nicht unbeträchtliche Gefahren und Risiken."

Die im Betäubungsmittelgesetz hergestellte Nähe zu den Opiaten konnte jedoch keine Glaubwürdigkeit mehr finden. Das Bundesverfassungsgericht entschloss sich daher, Cannabis zur besseren Einschätzung mit Alkohol zu vergleichen. Da Alkohol ein Genuss- und Suchtmittel ist, fordert der Vergleich zum einen Antworten auf die Fragen nach Sucht und Abhängigkeit generell. Die Fragen reichen vom akuten Rausch bis zu den Folgen des chronischen und des exzessiven Gebrauchs. Zum andern fordert der Vergleich mit Alkohol Antworten auf die Fragen nach dem Genuss. Was ist Cannabis als Genussmittel? Hält es auf primitiver Stufe fest? Ist es sublimierungsfähig, also ein Rauschmittel, das sich unserer Kultur angleichen kann?

Schließlich ist zu fragen, ob der Meinungsstreit über Cannabis nicht auf dem Missverständnis beruht, dass die Medizin über Legalität oder Illegalität entscheiden müsste. Das ist nicht ihre Aufgabe; die Medizin ist verantwortlich für die erhobenen Befunde und welches Ausmaß sie haben. Vier umfangreiche Publikationen gewähren einen Überblick, wie er bisher nicht möglich war. Die erste ist eine im Auftrag des Bundesgesundheitsministeriums erstellte Expertise, die die Forschungsliteratur zu pharmakologischen und toxikologischen Wirkungen sowie zu psychosozialen Konsequenzen des Cannabis-Konsums untersucht (1). Die zweite Publikation, gefördert vom Bundesgesundheitsministerium, präsentiert die Ergebnisse einer empirischen Forschung, der eine umfangreiche Befragung von 1 458 cannabiserfahrenen Personen zugrunde liegt (2). Die dritte Veröffentlichung ist dem Spezialproblem Cannabis im Straßenverkehr gewidmet. Es ist ein Sammelband, in dem grundlegende medizinische, psychologische und juristische Aspekte abgehandelt werden (3). Die vierte Publikation ist ein Handbuch zur Suchtmedizin (4).

## Unterschiedliches Konsumverhalten

Cannabis wird in der Erwartung konsumiert, Verstimmungen zu beheben, Spannungen zu lindern, Genüsse des Hörens, Sehens, Fühlens und Spürens zu intensivieren oder eine andere Art des Denkens zu genießen. Zu unterscheiden ist der vernünftige Gebrauch, in dem das rechte Maß eingehalten wird, vom unvernünftigen Gebrauch, der bis zur akuten Intoxikation oder bis zum chronischen Exzess führt. Zu unterscheiden ist außerdem zwischen Anfängern, die ausprobieren, und erfahrenen Konsumenten, die präzise Erwartungen haben. Anfänger empfinden Cannabis-Konsum als Abenteuer und Wagnis. Sie wissen nicht, worauf sie achten müssen. Sie kennen die feinen Zeichen des Rausches nicht und nehmen häufig zu viel. Der Konsum hat ihnen keine Lust gebracht, manchen sogar quälende Unlust. Dies erklärt, weshalb zwei Drittel derer, die Cannabis probieren, es bald wieder aufgeben. Problematisch sind die gewohnheitsmäßigen Dauer-Konsumenten. Sie haben mit 23,5 Jahren nicht nur das niedrigste Durchschnittsalter, sondern auch am frühesten mit dem Konsum von Cannabis begonnen (Mittel: 15,9 Jahre). Sie konsumieren Cannabis bis zu viermal pro Tag, meist um sich vorübergehend aus Angst und Lebensnot befreit zu fühlen. Wer vor schädlichen Folgen des Cannabis-Konsums warnt, bezieht sich auf die Gruppe dieser exzessiven Konsumenten.

Erfahrene Cannabis-Konsumenten sorgen für hinreichend gute äußere Umstände und werden von den Wirkungen der Droge nicht überrascht. Wie es Alkohol-Genießer gibt, so gibt es Cannabis-Genießer. Die Forschungsergebnisse lassen es zu, auf einem vergleichbaren Niveau des Genusses den Cannabis-

Rausch zu beschreiben. Der Rausch ist nach vier Stunden verflogen

Cannabis wird in den allermeisten Fällen inhaliert und zielt unmittelbar auf den Genuss des Rausches, der sofort oder nach wenigen Minuten eintritt. Seine Tiefe kann daher in der Einnahmephase kontrolliert werden. Nach einer Stunde lässt die Wirkung nach, hält sich noch eine weitere Stunde und verschwindet dann allmählich. Nach drei, höchstens vier Stunden ist sie verflogen. Das macht den Cannabis-Rausch besser kontrollierbar und kalkulierbar als den Alkohol-Rausch. Ein entscheidendes Charakteristikum des Cannabis-Rausches ist die veränderte Wahrnehmung. Äußere und innere Anforderungen sorgen bei Nüchternheit für gezielte Aufmerksamkeit. Unter dem Einfluss des Cannabis-Rausches intensiviert und erweitert sich die Wahrnehmung. Die gezielte Aufmerksamkeit lässt nach, sonst wenig Bemerktes kann in die Wahrnehmung einfließen.

Ungestörtes Eingehen auf sonst weniger zugängliche Realien, Fantasien und Stimmungen und auf freieres Denken wird durch zwei Eigenschaften des Cannabis-Rausches gefördert. Zum einen wird die Zeit anders erlebt. Sie erscheint gedehnt. Bei angespannter, verantwortungsvoller Berufstätigkeit, bei Sorgen oder bei Kummer, aber auch um der puren Lust willen kann das Gefühl, vorübergehend auf einer Insel der Zeitlosigkeit zu leben, zu den besonderen Erwartungen gehören, die Cannabis zum Genuss machen. Zum anderen bleibt im Cannabis-Rausch das Bewusstsein des Rausches erhalten. Es ist jederzeit möglich, die vollständige Kontrolle über das eigene Verhalten herzustellen.

## Folgen

Im Rahmen des gelegentlichen oder regelmäßigen Freizeitkonsums, selbst wenn er die Frequenz von zweimal pro drei Tagen erreicht, entsteht durch Cannabis keine Sucht und keine Abhängigkeit und ist mit gesundheitlichen Schäden nicht zu rechnen. Dieses Fazit der Wissenschaft steht fest. Wird Cannabis exzessiv konsumiert, entstehen außer Toleranz-Erscheinungen keine Zeichen einer Sucht. Entsteht eine Abhängigkeit, kann sie leichter überwunden werden als beim Alkohol; denn die Entzugssymptome sind flüchtig und klingen innerhalb von Stunden, höchstens von Tagen ab. Es gibt keine somatischen Befunde von Belang. Die psychischen Befunde, die bisher in der medizinischen und dann auchin der juristischen Cannabis-Diskussion die Hauptrolle gespielt haben, sind widerlegt oder so sehr relativiert worden, dass sie als Gesundheitsgefahren, die der Gesetzgeber respektieren müsste, nicht in Frage kommen. Löst Cannabis Psychosen aus? Neuere Studien fanden keine Hinweise für eine charakteristische Psychopathologie bei Cannabis-Konsumenten, die die Diagnose einer eigenständigen "Cannabis-Psychose" rechtfertigen würden.

Kann Cannabis-Konsum Stunden, Tage oder Monate später einen Flash-Back (Echo-Rausch) auslösen? Eine solche Kausalität lässt sich wissenschaftlich nicht belegen, spielt aber praktisch eine immense Rolle, wenn auch nicht mehr im Strafrecht und Strafgericht, so doch im Verwaltungsrecht und in Verwaltungsmaßnahmen. Macht Cannabis abhängig? Nach den strengen Kriterien der medizinischen Definition der Abhängigkeit macht Cannabis-Konsum ohne den gleichzeitigen Konsum anderer Rauschmittel zwei Prozent der Konsumenten abhängig. Jedoch spricht in diesen Fällen viel dafür, dass nicht Cannabis die Abhängigkeit bewirkt, sondern dass ungünstige Lebensumstände und -einstellungen dafür verantwortlich sind. In dieser Sichtweise erscheint die Abhängigkeit von Cannabis als ein Symptom, dessen Ursache nicht in einer substanzimmanenten Gefahr, sondern in psychischen Problemen liegt.

Ist Cannabis eine Einstiegsdroge? Diesem Argument liegt ein Fehlschluss zugrunde. Aus dem Befund, dass Heroin-Süchtige zuvor Cannabis konsumiert hatten, war geschlossen worden, dass Cannabis den Weg bahnt. In der epidemiologischen und in der klinischen Forschung gibt es für diesen Umkehrschluss keinen Beleg.

Führt Cannabis zu einem amotivationalen Syndrom? Auch bei Störungsbildern, die durch Passivität und Leistungsverweigerung gekennzeichnet sind, stellt sich die Frage nach Ursache und Wirkung. In genügend kontrollierten Studien erscheint Cannabis nicht als Risikofaktor für Demotivationserscheinungen.

Verkehrssicherheit

In der ersten Stunde nach Rauschbeginn sind deutliche Leistungsdefizite festzustellen. Es ist aber wenig wahrscheinlich, dass in dieser Zeit Auto gefahren wird. Die Erklärung liegt in der Kalkulierbarkeit des Rausches. Der Beginn ist bestimmbar. Will der Konsument den beabsichtigten Rausch auch auskosten, wird eine Teilnahme am Straßenverkehr während dieser Zeit eher unwahrscheinlich. Dies wird durch Befragung zur Fahrbereitschaft bestätigt. Schon in der zweiten Stunde nach Rauschbeginn bessern sich die Leistungsdefizite. In der vierten Stunde zeigen sich keine signifikanten

Verschlechterungen mehr. Es gibt Resultate, die andeuten, dass häufige Cannabis-Konsumenten schneller zu ihrer Ausgangsleistung zurückfinden als seltene Konsumenten. Die Verkehrsmedizin hat experimentell bestätigt, dass durch Cannabis bedingte Leistungsdefizite, wie sie für das Autofahren relevant sind, durch Kontrollfunktionen, durch Anstrengungen in anderen Bereichen, so gut ausgeglichen werden, dass das Unfallrisiko durch Cannabis-Einfluss verringert wird, also nicht zu-, sondern abnimmt. In einer Feldstudie von 1994 fuhren 0,5 Prozent der Fahrer mit Alkohol ab 0,8 Promille BAK. Ebenso viele fuhren mit Cannabis-Konzentrationen, die auch von wochenlang zurückliegendem Konsum stammen konnten. Die Alkoholiker waren an 11,2 Prozent aller Unfälle mit schwerem Sach- oder Personenschaden beteiligt. Die Cannabis-Fahrer lagen nach Unfallhäufigkeit und -schwere unter oder höchstens im Normbereich. Die Praxis des Verwaltungsrechts jedoch, die für die Fahrerlaubnis zuständig ist, hat Cannabis, als wäre Cannabis mit LSD vergleichbar, den Halluzinogenen unterstellt und damit der Hypothese vom Flash-Back zu neuer Wirksamkeit verholfen. Zwar ist in der neuesten Auflage des Gutachters "Krankheit im Kraftverkehr" (6), dessen Leitlinien die Praxis bestimmen, der spezielle Hinweis auf die Flash-Back-Gefahren gestrichen worden, aber die Behauptung ist erhalten geblieben, indem von einem "besonderen Wirkungsverlauf" die Rede ist, der "jederzeit unvorhersehbar und plötzlich" die Leistungsfähigkeit beeinträchtigen kann. Mit dieser Behauptung kann die Eignung zum Führen eines Kraftfahrzeuges verneint werden, wenn eine regelmäßige Einnahme von Cannabis vorliegt. Was ist regelmäßiger Konsum? Da Fahren unter Cannabis kein vermehrtes Unfallrisiko auslöst, macht es im Hinblick auf die

Verkehrssicherheit keinen Sinn, eine Grenze zwischen gelegentlichem und regelmäßigem Konsum festzulegen.

Die Führung in der Cannabis-Verfolgung haben das Verwaltungsrecht und die Toxikologie übernommen. Die Verwaltung droht mit Führerschein-Entzug, die Toxikologie liefert die Nachweise. Das Zusammenspiel der Fächer ist inzwischen so weit gediehen, dass zu einer einjährigen Abstinenz, unwürdige Unterwerfung darin eingeschlossen, gezwungen werden kann, wer auffällig geworden war und nun den Führerschein wieder begehrt. Den Konsum-Gewohnheiten nach trifft es hauptsächlich Jugendliche und junge Erwachsene. Die Verbürgung der Verhältnismäßigkeit der Mittel wird verletzt und Glaubwürdigkeitspotenziale werden aufs Spiel gesetzt. Da Cannabis-Einflüsse die Sicherheit des Straßenverkehrs nicht gefährden, gibt es eigentlich keinen Strafgrund, noch nicht einmal durch Fahren im akuten Rausch. Da aber die selektive Wahrnehmung, die für sicheres Autofahren unerlässlich ist, durch den Rausch geschwächt wird, lässt sich insoweit medizinisch ein Strafgrund vertreten.

Resümee

Die medizinischen Argumente, die zur Aufrechterhaltung des Cannabis-Verbotes verwendet worden sind, stammen aus Befunden schwerer Pathologie. Dabei ist allerdings zu beachten, dass Schäden, die Alkohol anrichtet, schwer, häufig und anhaltend sind; Schäden, die Cannabis anrichtet, sind leicht, selten und flüchtig. Aus medizinischer Sicht wird kein Schaden angerichtet, wenn Cannabis vom Verbot befreit wird. Das Cannabis-Verbot kann durch medizinische Argumente nicht gestützt werden.

Literatur
1. Kleiber D, Kovar K-A: Auswirkungen des Cannabiskonsums.
Eine Expertise zu pharmakologischen und psychosozialen Konsequenzen.
Stuttgart: Wissenschaftliche Verlagsgesellschaft, 1998.

2. Kleiber D, Soellner R: Cannabiskonsum.
Entwicklungstendenzen, Konsummuster und Risiken.
Weinheim, München: Juventa, 1998.

3. Berghaus G, Krüger H-P
(Hrsg.): Cannabis im Straßenverkehr. Stuttgart: Gustav Fischer, 1998.

4. Uchtenhagen A, Ziegigänsberger W (Hrsg.): Suchtmedizin. Konzepte,
Strategien und therapeutisches Management. München, Jena: Urban & Fischer, 2000.

5. Köhler M: Freiheitliches Rechtsprinzip und Betäubungsmittelstrafrecht. Zeitschrift für die gesamte Strafrechtswissenschaft 1992: 3-64.

6. Bundesministerium für Verkehr:
Krankheit und Kraftverkehr. Begutachtungs-Leitlinien des Gemeinsamen
Beirats für Verkehrsmedizin. Bonn, 1996.

Anschrift des Verfassers:
Dr. med. Carl Nedelmann
Blumenau 92,
22089 Hamburg

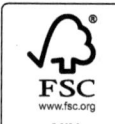